AF454676

LECTURE

FAITE A LA

SOCIÉTÉ NATIONALE ET CENTRALE

DE

MÉDECINE VÉTÉRINAIRE,

A L'OCCASION

DES

CAUSES DE LA MORVE,

LE 12 AVRIL 1849,

PAR

M. VILLATE,

Médecin vétérinaire à Paris.

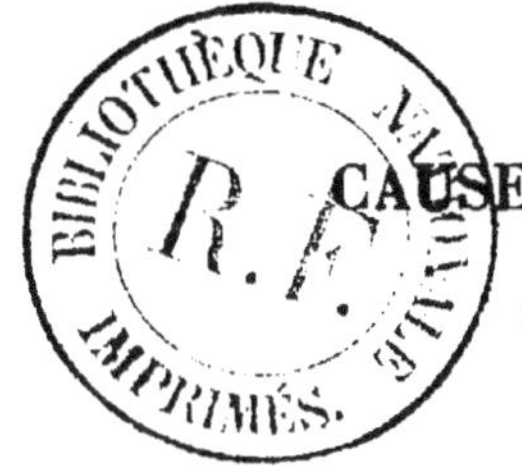

———

PARIS

TYPOGRAPHIE DE E. ET V. PENAUD FRÈRES,

10, RUE DU FAUBOURG-MONTMARTRE.

—

1849

MESSIEURS,

L'obscurité que présente encore aujourd'hui l'étiologie de la morve tient sans contredit aux formes très-variées sous lesquelles elle se manifeste, aux conditions différentes de santé, au moins apparentes, que présentent les animaux qui en deviennent affectés, et aux écuries de tous les genres dans lesquelles elle exerce ses ravages. A côté de chevaux chétifs, maigres, en mauvaise condition de santé, qui en sont préservés, ne voyons-nous pas tous les jours des chevaux robustes, avec les dehors d'une santé parfaite, en être frappés pour ainsi dire tout à coup? Ne sévit-elle pas quelquefois aussi dans une écurie très-bien tenue, vaste, aérée, saine enfin, où les chevaux ne sont pas excédés de fatigue, où les fourrages sont de bonne qualité et donnés en suffisante quantité, et où les soins hygiéniques ne sont pas ménagés, pour épargner une écurie dans laquelle une grande partie de ces conditions nécessaires à la conservation de la santé manquent ou sont très-négligées? C'est donc à ce dédale inextricable de circonstances opposées qu'il faut attribuer les divergences d'opinions qui ont été émises sur les causes de cette terrible maladie.

Un grand nombre de causes ont été signalées par les auteurs qui ont traité de la morve. Les unes ont été placées au premier rang, ce sont: les fatigues excessives, longues et soutenues; la mauvaise qualité ou la parcimonie de la nourriture, les écuries malsaines, le défaut de soins hygiéniques, les arrêts de transpiration et enfin la contagion. D'autres causes arrivent en second ordre, ce sont: la mauvaise constitution des animaux, leur emploi à un service auquel ils ne sont pas aptes, les maladies de langueur qui amènent l'épuisement, l'affaiblissement de l'économie animale, les gourmes arrêtées, mal faites, enfin certaines maladies répercutées, et aussi la suppression d'exutoires longtemps établis.

Il serait donc important d'étudier ces causes avec plus d'attention qu'on ne l'a fait jusqu'à présent ; on arriverait sans doute à reconnaître quelles sont celles qui concourent directement ou indirectement à développer cette maladie ; car ce ne sera, à notre avis du moins, qu'en découvrant les causes essentielles, le principe pathogénique de la morve, que nous parviendrons à connaître les moyens de la prévenir ou de la combattre.

Nous n'avons pas la prétention de lever le voile mystérieux qui existe encore à l'égard des causes de la morve ; car nous ne sommes pas plus avancés sur l'étiologie d'un grand nombre de maladies des animaux et même de l'homme.

Cependant tout porterait à croire que la morve se déclarerait sous l'influence d'un *principe pathogénique spécifique*, jouissant de propriétés particulières, qui, à l'exemple des poisons septiques, agirait sur l'économie animale d'une manière spéciale. Ce principe pathogénique spécifique, inconnu dans sa nature et inaccessible à nos sens, du moins jusqu'à ce jour, ne peut pas être nié ; car il est évident qu'il existe dans cette maladie un agent morbifique de *développement et de transmission*. Les altérations organiques profondes, toujours identiques chez les animaux morveux, dans des condition. différentes d'hygiène, de travail, de nourriture et surtout de soins et de constitutions si diverses, ne viennent-elles pas à l'appui de notre opinion ? Comment donc admettre que de toutes ces causes si variées et agissant sur des individus dans des conditions si opposées il doive naître toujours une même maladie, s'il n'existe pas un principe unique, générateur ? C'est là qu'est toute la difficulté, c'est sur ce point que nous devons porter toute notre attention ; car toutes les causes qui ont été désignées par les auteurs, qui de nous les ignorait ? Nous ne voyons dans la plupart d'entre elles que des circonstances communes à un grand nombre de maladies, mais non des causes directes, spéciales à la morve.

Il importe, avant d'aller plus loin, que nous fassions connaître notre opinion sur la nature de la morve ; nous n'en dirons qu'un mot, car tel n'a point été le sujet de la question.

Les altérations organiques profondes qui se remarquent chez les animaux morveux qui se trouvent dans des conditions toutes différentes sont identiques, avons-nous dit ; c'est toujours la morve, seulement sous des formes très-variées. Donc, suivant nous, et c'est l'opinion de beaucoup d'auteurs qui ont traité de cette maladie, elle existe d'abord dans une altération particulière du sang et des liquides organiques, affecte bientôt ensuite toute l'économie animale, fait élection plus particulièrement dans les ganglions et les vaisseaux lymphatiques, et choisit deux voies éliminatrices principales : les muqueuses des voies respiratoires et le tissu cellulaire sous-cutané.

La morve se présente sous deux types : *le type aigu et le type chronique ;* elle a une marche rapide dans le premier cas, elle est lente au contraire dans le second.

La morve chronique peut faire place à la morve aiguë, et celle-ci à la morve chronique. Elles se montrent quelquefois toutes deux sur le même sujet.

Un travail excessif ou une cause quelconque produisant une douleur vive peut faire passer la morve chronique à l'état aigu (1). Il n'est pas toujours facile, lorsqu'un de ces deux états succède à l'autre, de dire le moment où l'un s'arrête et où l'autre commence.

La morve aiguë, presque toujours mortelle en peu de jours, s'arrête cependant quelquefois dans la rapidité de sa marche, se circonscrit sur un point et tend vers une guérison prochaine, ou passe à l'état chronique.

La morve chronique, à laquelle on refuse pour ainsi dire un prodrome, un certain état d'aculté, n'en est pas exempte ; il serait facile de s'en convaincre en examinant avec plus d'attention les animaux qui sont sous l'influence du principe pathogénique spécifique, et qui en ont déjà ressenti les funestes effets.

Revenons à la question. A notre point de vue, la morve se déclarerait sous l'influence d'un principe pathogénique spécifique, dont les effets dans l'économie animale s'annonceraient par une altération particulière du sang et des liquides organiques, d'où se dévelop-

---

(1) Cette dernière opinion émise par notre collègue M. H. Bouley dans la dernière séance, nous la partageons ; car nous avons été à même de l'observer plusieurs fois.

peraient, comme nous l'avons déjà dit, des désorganisations profondes et des sécrétions anormales contagieuses.

Ce principe pathogénique spécifique résulterait du retour dans le
torrent de la circulation des humeurs excrémentitielles, qui y re-
flueraient par suite de la modification ou de la suppression de
l'exhalation cutanée et des muqueuses respiratoires. Il exercerait une
action très-prompte chez les animaux soumis aux causes qui les
prédisposeraient à en recevoir l'influence ; son action serait lente et
même sans effet, ou donnerait lieu à une autre maladie, lorsqu'une
force de réaction viendrait la modifier ou la combattre.

Il conviendra aussi d'apprécier l'effet de la suppression de l'exhalation cutanée, suivant qu'elle sera générale ou partielle, momen-
tanée ou de longue durée, ou enfin suivant qu'elle se renouvellera
chaque jour ou à des époques éloignées. C'est aussi à l'influence
plus ou moins rapide de l'action pathogénique de l'inhalation cutanée
et des muqueuses respiratoires que nous croyons devoir attribuer
la différence qui existe dans le développement de la morve aiguë et
de la morve chronique. Cette action est violente dans la morve aiguë,
et amène cette prompte altération du sang qui se remarque par la
dissolution instantanée des éléments organiques de ce liquide circulatoire. Elle est lente, au contraire, dans la morve chronique, et ne
produit que peu à peu les altérations du sang et des liquides organiques, d'où il résulte que les désorganisations qui les suivent arrivent pour ainsi dire d'une manière inappréciable.

Il est incontestable que toutes les causes qui tendent à produire
une diminution dans l'action vitale amènent, plus ou moins promptement, une détérioration dans la constitution, et que plus la faiblesse
est grande, plus les animaux sont sous l'influence des causes qui
produisent les suppressions de l'exhalation cutanée et des muqueuses
respiratoires. C'est lorsque la perspiration cutanée se trouve suspendue par un refroidissement quelconque de la peau, et qu'il y a
par conséquent suspension de cette excrétion acide et saline qui
devrait être éliminée par ce tégument, que là, selon nous, se trouve
le principe pathogénique spécifique de la morve ; car l'excrétion
acide et saline qui devrait être expulsée, refluant dans le torrent
circulatoire, apportera, comme les expériences que je citerai plus
loin le démontrent, des modifications dans la composition des élé-

ments organiques du sang, qui seront bientôt suivies des altérations de ce liquide circulatoire et des liquides organiques, ainsi que des désorganisations caractéristiques de la morve.

Les expériences du célèbre expérimentateur M. le docteur Fourcault viennent à l'appui de la théorie que je viens de développer. Vous savez comme moi, Messieurs, qu'au moyen d'enduits plastiques appliqués sur la peau d'animaux tondus ou plumés, M. Fourcault a démontré que la santé des animaux ne tardait pas à s'altérer, que la vie s'éteignait peu à peu, et que les animaux succombaient en un, deux ou trois jours, et même en quelques heures, suivant que les applications étaient plus ou moins parfaites, partielles ou générales. Il démontre encore que les altérations du sang et des liquides organiques, ainsi que des lésions locales manifestes, succèdent constamment à la suppression mécanique de l'exhalation cutanée. Il prouve les rapports de la suspension des fonctions de la peau avec les autres sécrétions, et qu'en supprimant l'action cutanée, il s'établit des flux muqueux abondants sur la pituitaire, dans les intestins, et qu'il se forme des épanchements séreux dans le péricarde, les plèvres, etc., etc.

Si l'application des enduits est partielle ou générale, elle suspend incomplètement ou complètement les fonctions de la peau ; alors, dans le premier cas, l'altération du sang n'est pas portée jusqu'à la dissolution entière de ses éléments organiques ; dans le second cas, au contraire, on remarque à l'ouverture des animaux morts, dans les veines et les cavités droites du cœur, moins souvent dans les cavités gauches, et très-rarement dans les artères, un sang noir dissous, formant parfois des caillots mous, diffluents, et se coagulant difficilement au contact de l'air. Des ecchymoses, des épanchements dans les poumons et dans d'autres organes, l'injection enfin de tous les capillaires, résultent évidemment de cette dissolution, de cette altération du sang. Ce qui le prouve, c'est que si la peau d'un animal est recouverte seulement sur une partie de son étendue, alors les vaisseaux qui rampent à la surface interne de cette partie sont distendus par un sang noir fluide, présentant toutes les propriétés du sang veineux ; tandis que les vaisseaux de la surface interne des parties de la peau qui n'ont point été recouvertes d'enduit contiennent du sang rouge et en moindre quantité.

M. le docteur Fourcault prouve aussi qu'au moyen de ces enduits la chaleur du corps baisse d'une manière notable ; il prouve encore que quand l'exhalation cutanée se trouve suspendue, soit par l'effet d'un enduit imperméable, soit par un refroidissement quelconque de la peau, il y a suppression de l'excrétion acide de cet organe. L'acide lactique se trouve en excès dans le sang, sa surabondance dans ce liquide rompt l'équilibre des affinités organiques, l'acide en excès se porte sur l'albumine et la précipite dans les voies urinaires, où la soude la maintient en tout ou en partie en dissolution dans l'urine ; d'une autre part, les sels que la peau doit également éliminer sont aussi refoulés dans le torrent de la circulation; alors les bases alcalines prédominent dans le sang ; l'urine doit donc être à la fois albumineuse et peu acide, et même alcaline.

Tout porte à croire, dit M. Fourcault, que l'acide lactique s'unit à la soude pendant l'acte de la digestion ; car l'analyse démontre que le lactate de soude existe dans le chyle et dans le sang. Donc, l'acide lactique éliminé par l'exhalation cutanée proviendrait en grande partie de la décomposition du lactate sodique dans le torrent de la circulation ; ce phénomène se passerait à l'extrémité du réseau vasculaire : là, l'acide lactique abandonnerait l'alcali et serait éliminé par la peau ou par les reins, au moyen d'une action physico-organique ; la soude, devenue libre, continuerait à maintenir l'albumine à l'état liquide.

L'expérience démontre qu'en introduisant du lactate sodique dans les veines, il y a formation d'acide lactique, et que l'excès de cet acide dans le sang produit des dépôts, des épanchements albumineux. Le même phénomène se produit aussi, soit qu'on supprime artificiellement l'exhalation cutanée par un refroidissement quelconque de la peau ou par des enduits plastiques, ou soit que l'on introduise du lactate de soude dans les veines.

L'analyse rapide que je viens de faire des savantes expérimentations de M. le docteur Fourcault démontre que mes réflexions sur ce que j'appelle *le principe pathogénique spécifique de la morve* ne sont point hypothétiques, et qu'elles reposent sur des expériences qui viendront, à n'en pas douter, jeter une vive lumière sur *la pathogénésie* de cette maladie. Nous voyons déjà, par les expériences qui ont été faites et qui pourraient être poussées plus loin, que la suppression artificielle de l'exhalation cutanée produit, non-seulement une altération profonde du sang et même sa dissolution, mais encore des supersécrétions, des épanchements de diverses natures, des ecchymoses, des engorgements vasculaires et des lésions locales, etc., etc., etc., qui ont la plus grande analogie avec les altérations du sang et des liquides organiques, les désorganisations locales et générales, et enfin avec les sécrétions morbides qui s'observent dans les animaux affectés de la morve.

Il serait important, comme je l'ai dit plus haut, de renouveler ces expériences, surtout chez le cheval ; on arriverait indubitablement à la démonstration évidente, palpable, du principe pathogénique de la morve ; car qui de nous n'est pas convaincu que la suppression de l'exhalation cutanée de cet animal doit être extrêmement fréquente et avoir sur sa santé les conséquences les plus funestes ? Cette fonction de la peau n'existe certainement pas au même degré d'importance chez aucun autre animal, et cependant chez lui toutes les causes qui peuvent s'opposer à la parfaite intégrité de cette fonction se renouvellent chaque jour, à chaque instant, surtout lorsqu'il est employé à des travaux pénibles et de longue haleine, et que les soins hygiéniques qui devraient la favoriser et l'entretenir manquent entièrement ou sont mal ordonnés, et cela se remarque fréquemment dans les grands établissements de voitures publiques, de poste, de messageries, d'omnibus, etc., etc., etc., où la morve se montre plus particulièrement.

Vous me permettrez, Messieurs, de m'éloigner un instant de la question pour dire un mot des symptômes précurseurs de la morve ; ils serviront utilement à démontrer que la théorie sur laquelle j'établis l'existence du principe pathogénique spécifique de cette maladie ne repose pas seulement sur les expériences dont je viens de donner une faible analyse, mais qu'elle s'appuie aussi sur les changements qui surviennent dans l'organisme des animaux déjà porteurs du principe du mal, et qui sont sous l'influence des suppressions de l'exhalation cutanée insensible.

Symptômes précurseurs de la morve.

Selon nous, la morve s'annonce longtemps à l'avance (excepté le cas de contagion), surtout la morve chronique, par des frissons fré-

quents, des poils hérissés, ternes, des sueurs abondantes, longues à
sécher, et qui, le plus souvent, deviennent froides ; les principales
fonctions sont plus ou moins troublées, la digestion est difficile ou
incomplète, la respiration est plus courte, plus fréquente ; les flancs
sont tendus, retroussés ; le pouls est lent et mou ; il y a en général
un manque d'énergie vitale. Si la morve chronique passe à l'état
aigu ou que la morve aiguë se déclare spontanément, les symptômes
généraux sont plus tranchés et appartiennent presque tous à un état
inflammatoire d'un caractère particulier. Les principales fonctions
éprouvent un trouble évident ; l'animal n'a plus d'appétit et dépérit
d'une manière extraordinaire ; sa peau est terne, sèche, et paraît
adhérer aux parties sous-jacentes ; les poils ont perdu leur brillant ;
la respiration et la circulation sont irrégulières et présentent une
foule de modifications qui tiennent à l'intensité d'action du principe
pathogénique spécifique.

Si nous suivons l'animal affecté de morve chronique après les
symptômes précurseurs que nous avons décrits plus haut, nous re-
marquons presque en même temps des engorgements œdémateux
des membres, du fourreau et des enveloppes testiculaires. Là ne
voyons-nous pas déjà que le sang tend vers une dissolution de ses
éléments organiques, et que ce liquide est altéré avant qu'aucun
autre symptôme de désorganisation ne se soit fait remarquer ? Ce serait vouloir se refuser à l'évidence que de ne pas reconnaître qu'il y
a beaucoup d'analogie entre les altérations déterminées dans l'organisme des animaux soumis à l'influence artificielle des suppressions
de l'exhalation cutanée, et les désordres qui se développent chez
ceux qui éprouvent les premiers symptômes qui dénotent qu'ils ne
tarderont pas à être affectés de la morve.

Donc, je le répète, c'est en poussant le plus loin possible les expérimentations, et en les faisant surtout sans préventions, que nous
arriverons à acquérir les connaissances pathogénésiques de la
morve, et que nous découvrirons, sans doute, les moyens de combattre cette maladie qui a résisté jusqu'à présent à tous les moyens
thérapeutiques.

Des causes de la morve.

Excès de travail, fatigues longues et soutenues. — Nous savons,
et l'expérience le démontre tous les jours, que ces causes, quelle

que soit la qualité ou la quantité de la nourriture, amènent bientôt
une perturbation dans l'économie animale. Il arrive un moment que
la digestion, quelque bonne qu'elle ait été précédemment, devient
pénible et incomplète; alors les aliments, imparfaitement élaborés,
ne peuvent fournir un chyle ayant les propriétés nécessaires pour
la formation d'un sang riche en éléments réparateurs.

« La contraction musculaire, dit notre honorable collègue M. De-
« lafond, pour être exécutée, use beaucoup de sang, elle demande
« une grande somme de matériaux nutritifs et reconstituants des
« muscles, qui sont le cruor et la fibrine du sang (1). »

Eh bien! qu'arrivera-t il si les pertes faites chaque jour par une
contraction musculaire excessive, longue et soutenue, ne peuvent
être réparées par le sang qui sera pauvre en éléments nutritifs et
excitants? L'innervation n'exercera plus qu'imparfaitement son influence si nécessaire aux différentes fonctions organiques; l'harmo-
nie qui doit exister entre toutes les parties de la machine se détruira
peu à peu; la perturbation de l'économie deviendra de plus en plus
manifeste; les différentes sécrétions ou excrétions seront modifiées
ou arrêtées; la chaleur du corps s'abaissera d'une manière notable;
la faiblesse ne tardera pas à se faire remarquer, et sera suivie de
sueurs abondantes déterminées par le moindre travail; ces sueurs
seront longues à sécher, et même se refroidiront à la surface de la
peau, et produiront l'affaiblissement, l'épuisement; les animaux
éprouveront des frissons fréquents, avant-coureurs de la fièvre qui
précède les rétentions de la transpiration insensible.

Nous disons donc que, lorsqu'un animal, par un travail au delà
de ses forces, a donné toute sa dose d'énergie, et que sa machine
s'est épuisée sans pouvoir se réparer par de bonnes digestions (souvent dans ce cas l'animal mange peu ou perd entièrement l'appétit),
il arrive bientôt une faiblesse évidente et des sueurs pour ainsi dire
continues qui se refroidissent à la surface du tégument. L'excita-
tion nerveuse diminuée, la chaleur du corps abaissée, la réaction
vitale nécessaire à l'accomplissement de l'exhalation cutanée insensible fera défaut; la peau sera longtemps recouverte d'une couche
humide et froide qui formera une sorte d'enduit à sa surface, et agira

---

(1) *Traité de pathologie.*

à la manière des enduits plastiques artificiels, en empêchant la transpiration insensible, et en faisant refluer dans le torrent de la circulation ces substances excrémentitielles qui, selon nous, produisent le principe pathogénique spécifique de la morve. Ce principe aura un effet d'autant plus prompt, dans ce cas, que le liquide circulatoire ne possédait déjà plus ses propriétés nutritives et excitantes.

Mauvaise qualité et parcimonie de la nourriture. — Si j'examine ce qui a été dit sur la mauvaise qualité ou la parcimonie de la nourriture, n'y vois-je pas aussi toutes les causes qui prédisposent le cheval à l'épuisement, à l'affaiblissement de sa machine (1)? Aussi, comme l'a dit notre collègue M. Delafond , « les aliments ne doi-« vent-ils pas contenir des matériaux alibiles nutritifs en rap-« port avec les déperditions que peut faire l'économie animale. » Du moment que les substances alimentaires, soit par leur nature, soit par des qualités nuisibles acquises, soit encore par leur petite quantité, ne pourront pas suffire aux réparations des pertes, qu'arrivera-t-il? Le sang sera séreux ; ses éléments organiques seront altérés ; la fibrine, l'albumine et le cruor seront dans de moindres proportions ; puis se manifesteront ces perturbations dans l'organisme d'où résulteront, comme dans le cas précédent, cette faiblesse extrème, cet épuisement, et enfin le manque de réaction vitale. Alors les animaux ressentiront vivement toutes les influences qui les exposent aux suppressions de l'exhalation insensible.

Écuries malsaines, humides, souterraines, et froides ou adossées à des terres élevées. — Est-il besoin de signaler les funestes effets de la suppression de la perspiration cutanée et des muqueuses respiratoires, chez des animaux qui habitent des écuries froides et humides, etc., etc.? Là, l'air ne pourra s'emparer de la sueur qui recouvre le corps des animaux qui arrivent du travail ; au contraire, cette sueur, imprégnée de l'air humide et froid, s'arrêtera à la surface du tégument, y formera une sorte d'enduit qui diminuera ou arrêtera, comme nous l'avons déjà dit, la transpiration insensible. Les surfaces des muqueuses respiratoires subiront aussi l'influence

---

(1) Il n'est pas question ici de ces aliments qui sont tellement avariés ou nuisibles par leur nature qu'ils déterminent des maladies graves, violentes, et souvent la mort des animaux.

de cet air froid et humide, leur perspiration ne tardera pas à être modifiée, et l'hématose même à être incomplète. Si aux écuries froides et humides se joignent l'excès de travail, la mauvaise qualité de la nourriture ou sa quantité insuffisante, le défaut de soins hygiéniques et la mauvaise nature des animaux; oh! alors, nous pourrons assurer, et l'expérience nous le prouve chaque jour, que les animaux ne tarderont pas à devenir morveux; car toutes ces causes les prédisposent à être sous l'influence des rétentions de la transpiration insensible, et à ressentir promptement les effets du principe pathogénique spécifique, dont la cause essentielle est incessamment renouvelée dans le milieu où ils vivent.

Défaut de soins hygiéniques. — Il serait impossible de mettre en doute l'importance des soins hygiéniques; les causes que nous pourrions signaler sont celles qui s'opposent à la conservation de l'intégrité des fonctions de la peau, qui sont les pansements mal faits ou faits à des courants d'air froid ou humide, le lavage des membres lorsque les animaux sont en sueur, le passage à l'eau avant que la température le permette ou pendant que les animaux sont en transpiration. Enfin, là comme dans les causes précédentes, nous voyons toujours l'influence de la suppression de l'exhalation cutanée insensible produire le principe pathogénique spécifique de la morve, c'est-à-dire le reflux dans le torrent circulatoire de l'excrétion éliminatrice qui doit avoir lieu au moyen de la transpiration insensible.

Comment se fait-il, me dira-t-on, que la suppression de l'exhalation cutanée et des muqueuses respiratoires, et le retour dans le torrent circulatoire des matières excrémentitielles qui devaient être éliminées, produisent chez le cheval une affection particulière qui n'a pas d'analogie avec les maladies des autres animaux qui, comme lui, sont soumis à son influence délétère? D'abord, avant de répondre à cette question, je dirai que je ne sache pas qu'aucun autre animal soit dans les mêmes conditions que le cheval quant aux fonctions continuellement excitées de la perspiration cutanée et pulmonaire, et qui éprouve au même degré l'influence des causes qui produisent les suppressions de la transpiration insensible. Je dirai ensuite que tout donne à croire que chaque animal porte en soi, dans son organisme, une prédisposition à ressentir l'influence d'un principe pathogénique propre à la génération de telle ou telle maladie. Ainsi la rage, cette maladie redoutable, n'est-elle pas particulière, quant à son développement spontané, à l'espèce canine ? Son principe pathogénique, d'où naît-il ? où est-il ? D'où vient cette altération de la sécrétion des glandes salivaires, de cette salive si innocente qui, tout à coup, jouit de ces propriétés virulentes et vénéneuses les plus redoutables ? Les mêmes questions ne pourraient-elles pas être faites à l'égard de toutes les maladies particulières à certaines espèces, telles que la variole, la vaccine, la claveléc, la syphilis, etc., etc. ?

Par la théorie qui précède, nous sommes disposés à croire que les animaux chez lesquels on prévient les causes qui peuvent s'opposer aux suppressions de l'exhalation cutanée et des muqueuses respiratoires ne sont pas susceptibles d'être affectés de la morve. Il nous serait facile de citer un grand nombre de faits pour appuyer ce que nous avançons, mais il nous suffira d'en prendre un qui nous parait beaucoup plus concluant que les autres, en ce que les animaux se trouvaient dans des conditions qui ont été signalées comme les principales causes de cette affection. Je prendrai pour exemple les chevaux des écuries des ex-rois Charles X et Louis-Philippe, où, pendant vingt-cinq ans, je n'ai jamais eu un seul cheval affecté de morve ; cependant les chevaux étaient réunis en grand nombre dans des écuries qui ne remplissaient pas toujours toutes les conditions hygiéniques voulues (1) ; ils étaient appelés à faire des courses avec une rapidité extraordinaire, soit aux chasses à courre, soit attelés à des voitures très-lourdes ; souvent ils arrivaient au terme de leur relais le corps recouvert d'une sueur écumante et à bout de respiration ; mais ils étaient pansés et bouchonnés jusqu'à ce que la sueur fût séchée ; une écurie d'une température convenable les attendait, une nourriture suffisante leur était donnée, ils ne buvaient que quand déjà depuis longtemps la sueur avait disparu ; une épaisse litière leur servait pour se reposer, et s'opposait à ce qu'ils ressentissent les effets de la fraîcheur du sol ; les soins hygiéniques les

---

(1) Les écuries de la rue Saint-Thomas-du-Louvre contenaient soixante-dix chevaux sur deux rangs ; ces écuries étaient étroites, sombres, mal aérées.

plus minutieux ne leur étaient pas ménagés ; jamais ils n'étaient lavés en arrivant du travail, les sabots seuls étaient brossés avec le passe-partout mouillé ; les membres, après le pansage terminé, étaient passés à l'éponge humide et séchés ensuite avec le bouchon de paille ou l'essuie de laine ou de toile. Aussi, je dois le dire, jamais je n'ai eu à combattre, dans les écuries du roi, que des maladies du jeune âge ou des affections violentes, des congestions, par exemple, qui déterminaient des apoplexies du foie, du poumon, de la rate, du cerveau, de la moelle épinière, etc., etc. Les apoplexies du foie avec rupture de sa tunique étaient les plus fréquentes ; celles du poumon et de la rate existaient assez souvent aussi.

Je citerai un cas particulier où huit chevaux de deux attelages à la Daumont, ayant suivi une chasse à courre dans la forêt sablonneuse de Fontainebleau pendant les fortes chaleurs de l'été, furent pris de congestions si violentes que quatre d'entre eux moururent, deux dans la forêt et les deux autres en arrivant à l'écurie. A l'autopsie de ces animaux, j'ai trouvé tout le sang contenu dans les cavités droites du cœur, les poumons et le foie ; ce sang était tellement noir et sans la moindre partie de sérum, qu'il formait une espèce de bouillie ressemblant à de la boue d'encre ; on aurait dit qu'il avait subi une espèce de cuisson de carbonisation. Les quatre autres chevaux, quoique fortement affectés, n'ont pas succombé.

En m'éloignant un instant de la question, j'ai cherché à démontrer que les chevaux faisant des courses rapides et de longue haleine, où la respiration était très-fréquente, la circulation très-accélérée, la contraction musculaire violente et soutenue, et par conséquent chez lesquels il y avait usure du sang et même combustion et carbonisation de ce liquide circulatoire, ne devenaient pas pour cela morveux si les soins hygiéniques n'étaient pas négligés et si une nourriture abondante et saine, en réparant les déperditions, venait entretenir une force de réaction vitale toujours nécessaire à l'exécution de la perspiration cutanée et des muqueuses respiratoires.

De la contagion de la morve.

La contagion est, à notre avis, une des causes qu'on doit placer au premier rang de la propagation de la morve. Elle est généralement admise aujourd'hui à l'égard de la morve aiguë. Quant à la morve chronique, des opinions contradictoires ont été émises ; certains faits qui paraissent être en faveur de la contagion sont détruits par des faits opposés. Pour nous, nous disons qu'en supposant que la transmission de la morve chronique soit encore à prouver, nous ne serions pas conséquent avec ce que nous avons dit plus haut si nous admettions qu'on puisse laisser impunément habiter des chevaux affectés de morve chronique avec des chevaux sains ; car nous avons reconnu que la morve aiguë et la morve chronique existent quelquefois toutes deux sur le même sujet ; qu'elles succèdent souvent l'une à l'autre sans qn'on puisse saisir l'instant où s'opère cette transformation d'état, et qu'enfin un travail excessif, ou une cause quelconque produisant une douleur vive, pouvait faire passer la morve chronique à l'état aigu. Eh bien! toujours en raisonnant dans l'hypothèse que la morve chronique n'est pas contagieuse, pourrions-nous affirmer que le lendemain de notre visite cette morve chronique ne sera pas passée à l'état aigu et ne jouira pas alors de la propriété virulente au plus haut degré? Non certainement; et, ce cas échéant, que n'aurions-nous pas à nous reprocher si, par ce fait, nous avions propagé une maladie qui, le plus ordinairement, cause la ruine des propriétaires de chevaux chez lesquels elle se déclare? J'ai eu occasion d'observer souvent cette transformation d'état de la morve chronique à l'état aigu dans une administration de voitures de place où les chevaux affectés de morve travaillaient souvent après que j'en avais conseillé l'abattage. Là, les chevaux appelés à faire un service excessif, et qu'on craignait beaucoup moins de surmener du moment qu'ils avaient été reconnus morveux, devenaient très-fréquemment affectés de morve aiguë après cet excès de travail. Donc, en doutant même de la contagion de la morve chronique, n'y avait-il pas ici impérieuse nécessité de faire abattre tout cheval affecté de morve quel qu'en fût le type? C'est aussi ce que nous fîmes, et, de la sorte, nous parvînmes à arrêter les ravages de la contagion qui faisait un nombre considérable de victimes chaque mois ; dès lors, il y a de cela sept ans, la morve a cessé d'exister, et s'il s'en rencontre encore quelques cas, ils sont fort éloignés les uns des autres et sont dus à l'impossibilité de pouvoir surveiller assez ces animaux qui, par leur genre de travail, sont exposés aux suppressions de la perspiration cutanée et des muqueuses respiratoires.

Quelques cas de contagion de morve chronique.

Un nommé Zilges, loueur de voitures, demeurant autrefois rue Basse-du-Rempart, n° 48, homme extrêmement soigneux, n'excédant jamais de fatigue ses chevaux, qui tous étaient en bonne condition de santé, n'avait jamais eu un seul cheval morveux dans ses écuries ; il apprend qu'un cheval appartenant à lord Seymour vient d'être visité et reconnu morveux par M. Bouley aîné qui en a ordonné l'abattage ; il s'empresse de le demander à son propriétaire en lui disant qu'il connaissait un moyen de le guérir. Le cheval fut conduit dans son écurie où je le vis le lendemain matin. Je reconnus, comme mon honorable confrère, ici présent et qui doit se rappeler le fait, que le cheval était affecté d'une morve ayant tous les caractères de la morve chronique. Je dis au sieur Zilges qu'il avait eu tort de prendre ce cheval chez lui, que ses tentatives de guérison seraient infructueuses, qu'il compromettait la santé de ses autres chevaux ; il ne tint pas compte de mes observations et soumit ce cheval à un traitement empirique qu'il disait posséder. Ce cheval resta chez lui deux mois ; l'affection était à peu près stationnaire ; il y avait un jetage abondant par les deux naseaux, des ulcérations nombreuses occupaient les deux côtés de la cloison nasale, les ganglions sous-linguaux étaient gros et durs, indolents, adhérents et sans tuméfaction des parties environnantes ; les ulcérations étaient à bords irréguliers et sans rougeur ; enfin il n'y avait aucun caractère de la morve aiguë ; le cheval avait en outre une sorte d'apparence de santé, quoique cependant il dépérît chaque jour et que son poil fût terne et hérissé. Mais le sieur Zilges, séduit par cet état de santé apparente, conservait, malgré mes observations, des espérances chimériques. Enfin, il me fait demander pour visiter un cheval auquel je reconnus bientôt les symptômes de la morve chronique. Oh ! alors mes observations sont suivies immédiatement de l'abattage du premier cheval et de celui que je venais d'examiner. Je demandai des renseignements à l'égard de la conduite qu'on avait tenue pour éviter les rapports du cheval morveux et des chevaux sains ; il me fut répondu que ce cheval avait dans le fond de l'écurie une stalle séparée et qu'il ne communiquait pas avec les autres chevaux. Le palefrenier était le même qui les soignait tous; il me paraissait donc impossible, quelles que fussent les précautions qui eussent été prises, d'éviter les rapports médiats ou immédiats, car qui de nous n'a pas été à même de reconnaître, à cet égard, la négligence des hommes qui sont chargés des infirmeries? A plus forte raison si nous réfléchissons que dans l'écurie de ce loueur il y avait une vingtaine de cochers qui certainement s'occupaient fort peu des communications que leurs chevaux pouvaient avoir avec le cheval morveux. Le propriétaire lui-même, croyant à son merveilleux secret, redoutait-il la contagion? Je ne le crois pas, car s'il l'avait redoutée, il aurait suivi mes conseils ainsi que ceux de sa famille qui les partageait, et n'aurait pas entrepris la guérison de ce cheval. Eh bien! Messieurs, qu'est-il résulté de l'arrivée de ce cheval morveux dans cette maison où les chevaux étaient d'un prix élevé comme chevaux de loueurs? C'est que, dans la même année, je fis abattre dix chevaux affectés de la morve. Certes, Messieurs, pour moi, j'ai la conviction que la morve n'a été apportée dans cette écurie que du jour où le cheval qui avait été condamné morveux par M. Bouley aîné y est entré.

J'étais déjà depuis six ans vétérinaire des voitures dites *Parisiennes* faisant le service de Paris à Versailles; une concurrence était faite sur cette route par des voitures dites *Gondoles*. Les chevaux des *Parisiennes* étaient des Percherons magnifiques et faisaient l'admiration des amateurs; jamais je n'avais eu un cheval morveux pendant six ans, quoiqu'il y eût concurrence et que les chevaux fussent menés d'une extrême vitesse. Enfin les deux administrations forment une association sous le nom de *Gondoles-Parisiennes*, tous les chevaux viennent habiter les écuries des *Parisiennes* où il n'y avait jamais eu de chevaux morveux. La morve régnait depuis longtemps dans les écuries des *Gondoles*; aussi, avant d'admettre ces chevaux dans les écuries des *Parisiennes*, je les visitai scrupuleusement, et cependant je n'en reconnus aucun atteint de la morve; mais quelques jours plus tard on me prévint qu'un cheval des anciennes *Gondoles* jetait et qu'il était glandé; je l'examinai et reconnus qu'il jetait par les deux naseaux une matière abondante, filante, légèrement verdâtre, se desséchant et adhérant aux orifices des cavités nasales ; que la pituitaire était pâle et présentait plusieurs ulcérations à bords irréguliers sans rougeur ; les ganglions de l'auge étaient gros, indolents, sans tuméfaction des parties voisines. Ce cheval fut abattu et je trouvai à l'autopsie, non-seulement les ulcérations décrites plus haut, mais aussi du pus dans les replis des cornets, dans les sinus frontaux et maxillaires ; les ganglions de l'auge et de la base des poumons offraient, dans leur intérieur, lorsqu'on les pressait après les avoir coupés, une espèce de lymphe légèrement opaque ; les poumons contenaient des tubercules, les uns à l'état de crudité, les autres ayant déjà un commencement de suppuration. Il est bien évident que ce cheval était affecté de la morve chronique. Eh bien ! Messieurs, cependant en moins d'une année ces beaux chevaux des *Parisiennes*, dont aucun n'avait été affecté de morve avant l'arrivée des chevaux des *Gondoles*, furent atteints de la maladie et abattus au nombre de cinquante. Ce n'est qu'après l'examen le plus minutieux des chevaux chaque jour et l'abattage immédiat de ceux affectés, puis le lavage au chlorure de sodium des licols, harnais, etc., et enfin le badigeonnage à la chaux des mangeoires, râteliers, murs, etc. que je parvins à faire cesser ce fléau de contagion qui avait fait perdre pour plus de 25,000 fr. de chevaux à l'administration. Le moindre cheval douteux était aussitôt retiré du service et conduit dans une écurie indépendante de la maison. Notez bien que j'ai pu prévenir ainsi le retour de cette terrible maladie pendant dix-huit ans. Je dois faire observer un fait très-important : c'est qu'un cheval anglais, âgé de six ans, très-vigoureux, appartenant au fils du propriétaire de l'établissement, fut aussi victime de la contagion et abattu. Ce cheval ne restait à l'écurie de l'administration que quelques heures, il n'était soumis ni au même travail ni à la même nourriture. Les autres chevaux du propriétaire qui n'entrèrent jamais dans les écuries ne furent pas affectés.

Il y a deux ans, dans une administration de voitures publiques, un cheval nouvellement acheté devint peu de temps après atteint de la morve chronique. Il y avait plus de quinze ans qu'il n'y n'avait eu un seul cheval morveux. Ce cheval fut mis aussitôt dans une écurie séparée, mais bientôt reconnu morveux au dernier degré ; il fut abattu. Depuis cette époque, il y a de cela deux ans, malgré les plus grandes précautions qui ont été prises lorsque l'affection de ce cheval fut reconnue, plusieurs cas de morve se sont présentés. Il est important de noter que les chevaux de cette administration font, un service régulier, qu'ils reçoivent les mêmes soins, qu'ils ont la même nourriture que pendant les quinze ans qu'il n'y a pas eu de chevaux morveux. Donc, où trouver la cause si ce n'est pas la contagion transmise par ce cheval acheté il y a deux ans et qui devint morveux peu de temps après son entrée dans cet établissement.

Une jument affectée de morve chronique, appartenant à l'administration des voitures de place dites de l'*Union*, m'étant présentée, je reconnus que non-seulement elle était morveuse, mais qu'elle était pleine et que la gestation était très-avancée ; la bête fut mise dans une écurie séparée et fit un poulain un mois après ma visite. Ce poulain, le jour de sa naissance, paraissait en bonne santé ; mais, en moins de huit jours, il fut atteint d'une morve chronique bien caractérisée. Devons-nous rapporter ce cas à la contagion ou à l'hérédité ?

Je pourrais citer au besoin beaucoup d'autres cas qui me paraissent être dus à la contagion de la morve chronique, mais ce mémoire est déjà beaucoup plus long que je ne pensais. Lorsque les débats s'ouvriront sur les différentes opinions de l'étiologie de la morve, viendront, sans doute, des opinions contradictoires à celles que je viens d'émettre ; alors, si l'on me prouve que mes opinions sont fausses, je m'inclinerai devant la verité ; dans le cas contraire, je les soutiendrai de nouveau en leur donnant plus de développement s'il est nécessaire.